BLUTDRUCKTAGEBUCH 🖉

KONTAKTDATEN:

Name: ....

Vorname: ....

Adresse: ....

Telefon fest: ....

Telefon mobil: ....

E-Mail: ....

Notfallkontakt: ....

....

....

GESUNDHEITSDATEN:

Behandelnder Arzt: ....

....

....

Medikamente: ....

....

Empfehlungen Arzt: ....

....

....

GEWICHT: ....

DATUM	UHRZEIT	BLUTDRUCK	PULS	NOTIZEN

BLUTDRUCKMESSUNG ✏️

GEWICHT: ……………………..

DATUM	UHRZEIT	BLUTDRUCK	PULS	NOTIZEN

BLUTDRUCKMESSUNG 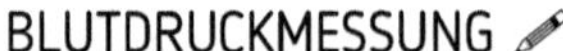   GEWICHT: ....

DATUM	UHRZEIT	BLUTDRUCK	PULS	NOTIZEN

GEWICHT: …………………..

DATUM	UHRZEIT	BLUTDRUCK	PULS	NOTIZEN

BLUTDRUCKMESSUNG 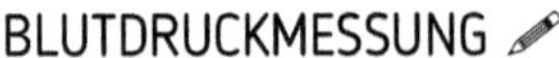   GEWICHT: ....

DATUM	UHRZEIT	BLUTDRUCK	PULS	NOTIZEN

BLUTDRUCKMESSUNG ✐   GEWICHT: ……………………..

DATUM	UHRZEIT	BLUTDRUCK	PULS	NOTIZEN

BLUTDRUCKMESSUNG ✐   GEWICHT: …………………..

DATUM	UHRZEIT	BLUTDRUCK	PULS	NOTIZEN

BLUTDRUCKMESSUNG 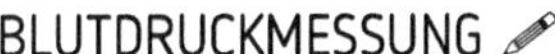   GEWICHT: ………………………..

DATUM	UHRZEIT	BLUTDRUCK	PULS	NOTIZEN

DATUM	UHRZEIT	BLUTDRUCK	PULS	NOTIZEN

BLUTDRUCKMESSUNG ✎   GEWICHT: ………………………..

DATUM	UHRZEIT	BLUTDRUCK	PULS	NOTIZEN

BLUTDRUCKMESSUNG 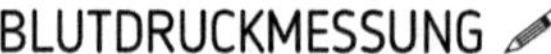   GEWICHT: ....

DATUM	UHRZEIT	BLUTDRUCK	PULS	NOTIZEN

BLUTDRUCKMESSUNG ✏️   GEWICHT: ....

DATUM	UHRZEIT	BLUTDRUCK	PULS	NOTIZEN

BLUTDRUCKMESSUNG 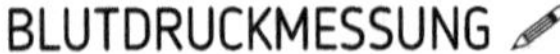   GEWICHT: ....

DATUM	UHRZEIT	BLUTDRUCK	PULS	NOTIZEN

BLUTDRUCKMESSUNG 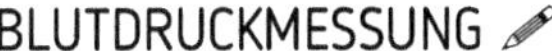   GEWICHT: ………………………..

DATUM	UHRZEIT	BLUTDRUCK	PULS	NOTIZEN

DATUM	UHRZEIT	BLUTDRUCK	PULS	NOTIZEN

DATUM	UHRZEIT	BLUTDRUCK	PULS	NOTIZEN

BLUTDRUCKMESSUNG ✎   GEWICHT: …………………….

DATUM	UHRZEIT	BLUTDRUCK	PULS	NOTIZEN

GEWICHT: ……………………..

DATUM	UHRZEIT	BLUTDRUCK	PULS	NOTIZEN

GEWICHT: ……………………..

DATUM	UHRZEIT	BLUTDRUCK	PULS	NOTIZEN

DATUM	UHRZEIT	BLUTDRUCK	PULS	NOTIZEN

BLUTDRUCKMESSUNG ✏   GEWICHT: ……………………..

DATUM	UHRZEIT	BLUTDRUCK	PULS	NOTIZEN

DATUM	UHRZEIT	BLUTDRUCK	PULS	NOTIZEN

BLUTDRUCKMESSUNG 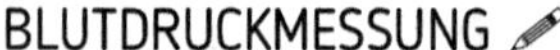   GEWICHT: ....

DATUM	UHRZEIT	BLUTDRUCK	PULS	NOTIZEN

BLUTDRUCKMESSUNG ✎   GEWICHT: …………………….

DATUM	UHRZEIT	BLUTDRUCK	PULS	NOTIZEN

GEWICHT: ………………………

DATUM	UHRZEIT	BLUTDRUCK	PULS	NOTIZEN

DATUM	UHRZEIT	BLUTDRUCK	PULS	NOTIZEN

BLUTDRUCKMESSUNG ✏

GEWICHT: ………………………..

DATUM	UHRZEIT	BLUTDRUCK	PULS	NOTIZEN

BLUTDRUCKMESSUNG ✏ GEWICHT: ………………………..

DATUM	UHRZEIT	BLUTDRUCK	PULS	NOTIZEN

BLUTDRUCKMESSUNG 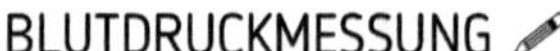

GEWICHT: …………………….

DATUM	UHRZEIT	BLUTDRUCK	PULS	NOTIZEN

DATUM	UHRZEIT	BLUTDRUCK	PULS	NOTIZEN

GEWICHT: ………………………..

DATUM	UHRZEIT	BLUTDRUCK	PULS	NOTIZEN

DATUM	UHRZEIT	BLUTDRUCK	PULS	NOTIZEN

BLUTDRUCKMESSUNG 🖉   GEWICHT: ………………………..

DATUM	UHRZEIT	BLUTDRUCK	PULS	NOTIZEN

GEWICHT: …………………….

DATUM	UHRZEIT	BLUTDRUCK	PULS	NOTIZEN

BLUTDRUCKMESSUNG ✎

GEWICHT: ....

DATUM	UHRZEIT	BLUTDRUCK	PULS	NOTIZEN

BLUTDRUCKMESSUNG ✎   GEWICHT: ……………………..

DATUM	UHRZEIT	BLUTDRUCK	PULS	NOTIZEN

BLUTDRUCKMESSUNG ✎   GEWICHT: …………………………..

DATUM	UHRZEIT	BLUTDRUCK	PULS	NOTIZEN

BLUTDRUCKMESSUNG 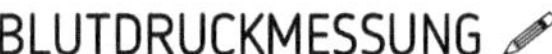   GEWICHT: ………………………..

DATUM	UHRZEIT	BLUTDRUCK	PULS	NOTIZEN

BLUTDRUCKMESSUNG ✎   GEWICHT: …………………….

DATUM	UHRZEIT	BLUTDRUCK	PULS	NOTIZEN

BLUTDRUCKMESSUNG 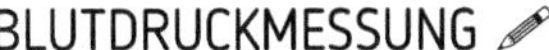 GEWICHT: …………………..

DATUM	UHRZEIT	BLUTDRUCK	PULS	NOTIZEN

DATUM	UHRZEIT	BLUTDRUCK	PULS	NOTIZEN

DATUM	UHRZEIT	BLUTDRUCK	PULS	NOTIZEN

DATUM	UHRZEIT	BLUTDRUCK	PULS	NOTIZEN

GEWICHT: ………………………..

DATUM	UHRZEIT	BLUTDRUCK	PULS	NOTIZEN

BLUTDRUCKMESSUNG ✎   GEWICHT: ………………………..

DATUM	UHRZEIT	BLUTDRUCK	PULS	NOTIZEN

BLUTDRUCKMESSUNG ✎

GEWICHT: …………………………..

DATUM	UHRZEIT	BLUTDRUCK	PULS	NOTIZEN

BLUTDRUCKMESSUNG 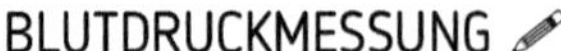

GEWICHT: ....

DATUM	UHRZEIT	BLUTDRUCK	PULS	NOTIZEN

BLUTDRUCKMESSUNG ✎   GEWICHT: ………………………..

DATUM	UHRZEIT	BLUTDRUCK	PULS	NOTIZEN

BLUTDRUCKMESSUNG ✎   GEWICHT: ………………………..

DATUM	UHRZEIT	BLUTDRUCK	PULS	NOTIZEN

BLUTDRUCKMESSUNG ✎

GEWICHT: ………………………..

DATUM	UHRZEIT	BLUTDRUCK	PULS	NOTIZEN

BLUTDRUCKMESSUNG 🖊   GEWICHT: ....

DATUM	UHRZEIT	BLUTDRUCK	PULS	NOTIZEN

BLUTDRUCKMESSUNG 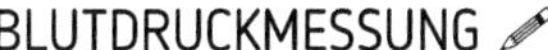 GEWICHT: ....

DATUM	UHRZEIT	BLUTDRUCK	PULS	NOTIZEN

BLUTDRUCKMESSUNG ✏️   GEWICHT: ………………………..

DATUM	UHRZEIT	BLUTDRUCK	PULS	NOTIZEN

GEWICHT: ....

DATUM	UHRZEIT	BLUTDRUCK	PULS	NOTIZEN

BLUTDRUCKMESSUNG 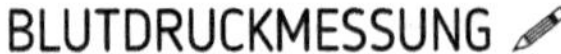   GEWICHT: ………………………..

DATUM	UHRZEIT	BLUTDRUCK	PULS	NOTIZEN

GEWICHT: …………………………..

DATUM	UHRZEIT	BLUTDRUCK	PULS	NOTIZEN

 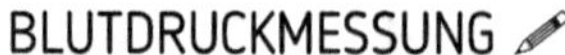   GEWICHT: ………………………..

DATUM	UHRZEIT	BLUTDRUCK	PULS	NOTIZEN

DATUM	UHRZEIT	BLUTDRUCK	PULS	NOTIZEN

BLUTDRUCKMESSUNG 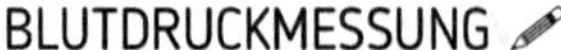 GEWICHT: ……………………..

DATUM	UHRZEIT	BLUTDRUCK	PULS	NOTIZEN